AF453032

JOURNÉE

DE

L'ÉTUDIANT,

PAR

M. FORGET,

PROFESSEUR A LA FACULTÉ DE MÉDECINE DE STRASBOURG.

« Carpe diem. » (HORACE.)

(Extrait de la *Gazette médicale de Strasbourg* du 20 janvier 1852.)

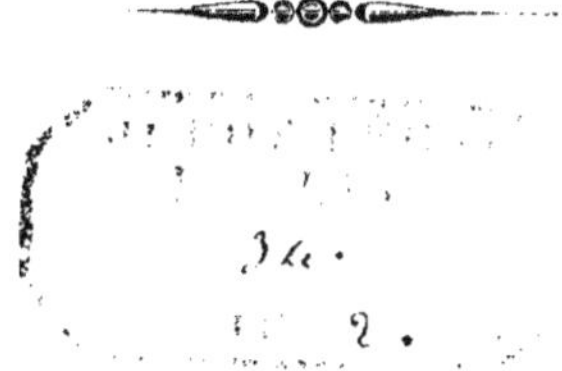

STRASBOURG,

CHEZ DERIVAUX, LIBRAIRE, RUE DES HALLEBARDES, 24.

1852.

STRASBOURG, IMPRIMERIE DE G. SILBERMANN.

JOURNÉE DE L'ÉTUDIANT.

L'initiation dans les sciences, le succès dans les arts, quels qu'ils soient, impliquent certaines qualités individuelles, certaines conditions préliminaires et certains procédés d'élaboration ou d'assimilation dont la nécessité n'est pas assez généralement sentie. Les familles et les néophytes eux-mêmes se laissent presque toujours guider dans le choix d'un état, plutôt par des motifs d'intérêt ou de vanité que par le sentiment de l'aptitude et de ce qu'on appelle une vocation. C'est pourquoi les professions libérales sont encombrées de sujets incapables, qui les déconsidèrent au lieu de les honorer, et qui bientôt eux-mêmes recueillent les fruits amers de leur intrusion dans un ordre social où les attendent l'indifférence du public, le dégoût de leurs devoirs et souvent la gêne matérielle, cette fatale inspiratrice des manœuvres illicites : *malesuada fames.* « La médecine, dit HIPPOCRATE, est certainement la plus noble des sciences, mais elle devient la dernière des professions par l'ignorance de ceux qui l'exercent... beaucoup sont médecins par le titre et bien peu le sont en réalité » (*de l'art*).

Parmi les professions qui donnent accès à ces produits avortés, la médecine est une des plus assiégées, tant parce qu'elle promet une position honorable et lucrative quelquefois, que parce qu'avec un peu de persévérance les médiocrités parviennent toujours à forcer l'entrée du sanctuaire. Il y a là dans notre organisation sociale un vice radical, auquel il serait urgent de porter remède, lequel consisterait à trouver le moyen d'opposer de bonne heure une barrière infranchissable à ces ambitions aveugles,

4

qui se méconnaissent elles-mêmes, et auxquelles, à un instant donné, il faudrait pouvoir dire : « Vous n'irez pas plus loin ;

« Soyez plutôt maçon, si c'est votre talent.»

Ce *veto*, je le sais, est dans les attributions des facultés ; mais personne n'ignore tout ce que peuvent engendrer d'abus l'indulgence et la pitié, lorsqu'il s'agit du sort, de l'existence même des individus et des familles. C'est à l'entrée de la carrière que devrait s'exercer l'inflexibilité du jury....

Ce grave début est pour justifier les conseils que je vous adresse aujourd'hui et dont l'objet est de vous mettre à même de profiter autant que possible de l'instruction qui vous est offerte, et de vous rendre réellement dignes du noble et saint mandat auquel vous aspirez.

Mon intention n'est pas et ne peut être d'édifier dans un simple discours un traité complet des *études médicales*[1]. Je ne veux pas m'emparer de vous dès vos premiers pas dans la faculté ; je dois vous supposer investis des connaissances exigées de l'étudiant qui vient d'accomplir sa deuxième année de noviciat ; bref, je prétends rester dans mon rôle de professeur de pathologie et de clinique. Votre diplôme de bachelier ès lettres est censé faire foi d'une éducation scolastique solide et complète ; votre diplôme de bachelier ès sciences justifie de votre suffisance à l'endroit des sciences préliminaires. Vous nous arrivez, en outre, munis, soi-disant, de larges notions en ce qui concerne les sciences dites accessoires (qui mériteraient mieux le nom de sciences fondamentales, à l'époque de positivisme où nous vivons), à savoir : physique et chimie, anatomie et physiologie, etc.

Parvenus à ce degré d'instruction, après plus de dix années d'incessants labeurs, il semble que vous dussiez être rompus au travail, pénétrés de cet esprit d'ordre et de méthode qui féconde et vivifie, esprit sans lequel tous les efforts demeurent frappés de stérilité. Et pourtant, notre vieille expérience, nos observations de chaque jour nous disent que, pour le plus grand nombre d'entre vous, cette supposition si naturelle n'est cependant qu'une illusion. En effet, nous vous voyons journellement assister comme

----

[1] Voir le *Traité des études médicales* de **M. Dubois**, d'**Amiens**, 1 vol. in-8°. Paris 1838, où l'enchaînement logique de ces études est exposé avec ordre et discernement.

passivement aux leçons de vos maîtres, entendre sans écouter, ou du moins confier à vos seules oreilles le soin d'inculquer à vos esprits des préceptes qui ne peuvent s'y fixer qu'à l'aide de procédés plus laborieux et plus fidèles. Ceux-là mêmes d'entre vous qui prennent l'étude plus au sérieux, se consument, pour la plupart, en labeurs à peu près impuissants, par cela seul qu'ils ignorent l'art de recueillir, de classer et de fixer les idées et les faits dont l'acquisition graduelle, systématique et raisonnée constitue la vraie science. Or, cet art de s'instruire n'est autre chose que l'ordre ou la méthode : *ordo lumen accendit* (BACON). Travailler ne suffit pas; il faut encore diriger ses travaux d'une certaine manière, conformément à certaines règles, au moyen de certains procédés qui constituent un bon système d'éducation scientifique. Tel est précisément l'art dont je veux aujourd'hui vous retracer les conditions élémentaires, en ce qui concerne mes attributions.

La première de ces conditions est une vocation prononcée, c'est-à-dire un amour fervent de la science et de l'art. Ce n'est pas à dire que la vocation soit toujours le produit d'un instinct natif, d'une inspiration spontanée; l'ambition de parvenir, la voix de la conscience et le sens de l'humanité peuvent suffire à faire naître et à fomenter le feu sacré chez ceux que le hasard, la volonté d'autrui et souvent la dure loi de la nécessité, le *res angusta domi*, ont lancés dans la carrière. Mais quel que soit son stimulant ou son mobile, le goût du métier est la condition *sine quâ non* qui seule peut engendrer des savants et des praticiens recommandables.

Ce goût suppose la ferme intention de consacrer toutes ses facultés et tout son temps à poursuivre le but désiré. L'inconstance, la légèreté, la paresse, sont exclusives du succès dans une profession où le travail sérieux est un devoir de tous les jours et de toute la vie.

Certes, l'esprit aussi bien que le corps a besoin de repos; mais, outre que le travail intellectuel devient une habitude et même un besoin de l'esprit aussi bien que de la conscience, pour qui sait utiliser ses facultés, l'esprit peut se procurer le repos nécessaire, au moyen du simple changement d'objets ou de genre d'occupation : c'est ainsi que le praticien se distrait des labeurs du cabinet par l'exercice que comporte le soin de ses malades, et réciproquement. C'est ainsi que l'esprit fatigué de méditations sédentaires peut se délasser par l'emploi du scalpel, des réactifs ou du microscope. L'homme laborieux n'est jamais inactif : il pense quand il n'agit pas, il pense en agissant ou il agit en pensant. A peine la satisfaction des besoins de la vie vient-elle faire trève à ce besoin incessant d'activité morale, et son sommeil même est peuplé des objets qui préoccupent ses veilles. Et ne croyez pas que cette vitalité cérébrale soit aussi contraire à la santé qu'on le suppose généralement ; car les grands hommes fournissent de nombreux exemples de longévité, témoins HIPPOCRATE, le divin vieillard, GALIEN, HARVEY et tant d'autres que nous pourrions citer parmi les médecins anciens et modernes, sans parler des autres classes de savants et surtout des littérateurs, tels que CORNEILLE, FONTENELLE et VOLTAIRE.

La variété des occupations, qui résulte de la multiplicité même des études médicales, est donc une circonstance favorable au travail, et à cet égard il ne faudrait pas prendre trop à la lettre les avis sentencieux de ceux qui recommandent de ne s'occuper que d'un seul objet ; pourvu cependant que les objets divers de vos travaux soient tous afférents à votre instruction médicale. Ainsi rien ne développe l'intelligence comme d'associer la notion des généralités à celle des détails, la synthèse à l'analyse, la théorie à la pratique. Rien, par exemple, ne relève l'étude de l'anatomie comme celle de la physiologie correspondante aux organes étudiés d'abord graphiquement. Veuillez, à ce sujet, me pardonner une petite anecdote personnelle. Dès le début de mes études à l'école de médecine navale de Rochefort, j'en étais encore à l'ostéologie, lorsque la curiosité me vint de prendre un avant-goût des hautes questions de la science. J'allai demander à la bibliothèque le traité de BICHAT, *Sur la vie et la mort*. Le bibliothécaire me regarda de travers en me renvoyant assez durement au premier volume de l'*Anatomie descriptive*. J'insistai et j'obtins le livre désiré. Celui-ci m'ouvrit un horizon aussi large qu'attrayant, et me donna l'envie de lire ensuite l'*Anatomie générale* du même auteur. Cet admirable ouvrage fit mes délices pendant plusieurs mois, et soutint efficacement mon esprit contre les aridités et les dégoûts de l'amphithéâtre Le bienfait ne se borna pas là, et lorsqu'après quinze mois d'études médicales je vis s'ouvrir un concours, j'eus la témérité d'entrer en lice avec des condisciples plus anciens que moi de plusieurs années, ce qui ne m'empêcha pas de l'emporter sur eux ; ce que je dus à quelques aperçus que des études soi-disant prématurées de philosophie médicale me permirent de répandre sur les épreuves. C'est ainsi que j'entrai, comme par hazard, dans la carrière de la médecine navale. Depuis lors, cette tactique m'a servi dans tous mes actes d'étudiant, de candidat et même de professeur.

Ce principe s'applique expressément à l'étude de la pathologie générale et spéciale qui doivent marcher de pair entre elles, d'abord, puis de front avec l'étude clinique des maladies ; car, on ne saurait trop le redire, toujours et partout la synthèse et l'analyse, la théorie et l'application, s'éclairent et se fortifient mutuellement.

Mais pour que ces études parallèles soient vraiment utiles et fécondes, l'ordre et l'assiduité dans le travail sont également nécessaires. Écouter ou lire sans méthode, sans attention, sans chercher à fixer ses souvenirs par des procédés rationnels et durables ; travailler, comme on dit vulgairement, à bâton rompu, en dissipant dans l'oisiveté ou l'abus des jouissances matérielles l'empreinte superficielle des travaux de l'esprit, c'est réaliser l'œuvre de Pénélope, et se condamner perpétuellement à l'infériorité. Connaître le prix du temps, cette denrée plus précieuse que l'or, car sa perte est irréparable ; régler ses occupations de manière à pouvoir se rendre compte de ce qu'on a fait, de ce qu'on doit faire et de ce qu'on fera, tels sont les principes fondamentaux des études fructueuses, les qualités qui révèlent l'esprit d'ordre et qui servent de base à la méthode.

Je n'examinerai point si la série de vos études annuelles, telle qu'elle est instituée par les règlements universitaires, est aussi rationnelle et féconde que possible. J'accepte tel qu'il est le programme des facultés, et veux m'en tenir à la manière d'étudier que, dans tous les cas, il convient de mettre en œuvre.

Pour tirer quelque fruit d'un cours classique, il est plus essentiel que vous ne le croyez d'être exact à l'heure d'ouverture et d'assister à toutes les leçons, sans quoi vous perdez nécessairement le fil d'un enseignement méthodique, et bientôt les lacunes résultant d'absences répétées, engendrent le dégoût pour l'objet de l'enseignement.

Point de profit à espérer d'un cours quelconque, si l'on n'y prend des notes par écrit, ne fût-ce que pour prévenir la somnolence. Tout élève assistant aux cours les bras croisés est, je

8

le déclare, un mauvais étudiant qui manque d'ardeur, de méthode, souvent d'intelligence, et qui perd nécessairement son temps.

L'art de prendre des notes est la base, le pivot de toute instruction classique, car, vous le savez, *verba volant*, etc. Cet art de fixer ses souvenirs est, à mon avis, le plus difficile comme le plus fructueux, et décèle, à lui seul, le degré de capacité, la valeur réelle de l'étudiant; le mode varie nécessairement selon le genre et la portée de l'esprit, le degré d'instruction de l'élève, etc.; il doit varier aussi selon le genre d'enseignement et le caractère du professeur. L'élève inintelligent ne trouvera rien à noter, l'ignorant se chargera de détails superflus; un cours descriptif exige plutôt l'attention du regard que le concours de la plume; un professeur diffus et dépourvu d'originalité laisse peu de chose à recueillir; car les notes ont surtout pour objet de fixer les aperçus qui n'existent pas dans les livres.

Les cours théoriques doivent être rédigés à peu près *in extenso* par ceux qui les suivent pour la première fois. Rédiger la matière d'un cours, ce n'est pas reproduire textuellement toutes les paroles du maître; car bien peu de professeurs seraient flattés de voir publier leur débit littéral, où se glissent naturellement des négligences de langage, des propositions obscures ou hasardées. Rédiger un cours, c'est en traduire l'esprit plutôt que la lettre; c'est recueillir tout ce qu'il comporte d'essentiel et d'utile, en fait de détails et de généralités, de descriptions et de commentaires. Telle leçon de deux heures peut être condensée en deux pages. Le cours rédigé, c'est le maître résumé et parfois corrigé; c'est la substance épurée, l'essence du débit cathédral. Vous comprenez déjà ce qu'il faut d'intelligence et de notions acquises pour réaliser convenablement un pareil travail.

Les notes prises aux leçons exigent une aptitude particulière qui consiste à se former un système mnémonique de signes abrégés. Je ne parle pas précisément de la sténographie, qu'il serait à désirer pourtant que l'élève possédât; mais seulement d'un certain art de résumer beaucoup de choses en peu de mots. A cet égard, chaque auditeur peut avoir son grimoire à soi, que lui seul peut déchiffrer, et dans lequel un mot, un nom, une date, un signe peuvent rappeler une foule d'objets, pourvu qu'il ne s'écoule pas trop de temps entre l'audition et la mise au net. Aussi la rédaction correcte doit-elle être effectuée à tête reposée, à domicile, le jour même de la leçon.

Pour certains cours pratiques, basés sur des faits, des descriptions *de visu*, des expériences matérielles, des objets fortuits, sans liaison systématique entre eux, la rédaction des notes réclame, sinon moins d'application, du moins un talent moins développé d'analyse et d'exposition. Il s'agit, en effet, de saisir, en quelque sorte au passage, les détails intéressants, les remarques utiles, les aperçus *nouveaux* qui émanent du sujet ou jaillissent de l'inspiration du professeur.

Cette annotation détachée est aussi celle qui convient, même pour les cours systématiques, à ceux des auditeurs qui ont suivi et rédigé ces cours une première fois, et aux assistants qui sont déjà parvenus à ce degré d'instruction qui permet de négliger les éléments pour n'enregistrer que les perfectionnements, les nouveautés de la science, les originalités d'un enseignement, etc.

Dans tous les cas, les notes suivies ou détachées doivent être mises au net et consignées dans des cahiers ou registres *ad hoc*. Les cours seront naturellement rédigés dans l'ordre qui régit le cours lui-même. Les notes détachées exigent un système de collection rarement pratiqué et que je voudrais vous voir adopter : c'est la rédaction par ordre alphabétique : un registre in-4°, de moyen volume, est divisé en autant de compartiments qu'il y a de lettres dans l'alphabet, en laissant plus d'espace ou de feuillets aux lettres qui comportent, en général, le plus de mots. Sur les feuillets de ce registre, on inscrit, aux lettres qui s'y rapportent, les notes détachées qu'on a recueillies, non-seulement dans les cours, mais encore dans les lectures, pour les retrouver facilement au besoin.

Nous verrons que les *observations* cliniques s'accommodent mieux du système de collection en feuilles détachées.

On ne saurait imaginer combien l'habitude de rédiger, de résumer, d'extraire, communique de rectitude et de précision, d'étendue et de profondeur à l'entendement, et quelle richesse de science et de matériaux elle accumule insensiblement. Ces notes finissent par constituer un véritable trésor où, dans mainte occasion, l'étudiant, le praticien, l'orateur et l'auteur peuvent puiser des notions, des faits, des autorités précieuses pour les besoins du moment. Il n'est pas un médecin de quelque valeur qui ne puisse exhiber de pareilles archives, témoignages permanents d'une vie consciencieusement et fructueusement occupée.

En outre, ce travail a pour vous des avantages plus immédiats : c'est d'abord de vous habituer à résumer vos acquisitions, à déduire logiquement vos idées, à les rendre en style précis et correct, sinon élégant ; c'est de vous faciliter de plus en plus l'investigation et la rédaction méthodique des faits, des observations, des idées qui viennent fixer votre attention ; c'est de vous mettre à même de donner une forme scientifique et littéraire à votre style parlé ou écrit, dans les examens, dans les concours et finalement dans l'édification de la thèse, complément obligé de vos épreuves de doctorat.

Puisqu'il m'est dévolu de vous guider alternativement sur le terrain de la théorie et sur celui de l'observation, de vous enseigner successivement la pathologie et la clinique, je compléterai les considérations précédentes en vous indiquant, à grands traits, les règles à suivre pour retirer le plus de fruit possible de vos études pratiques. Pas n'est question ici de la manière d'examiner les malades et de déduire les conséquences de cet examen : c'est l'objet essentiel de vos exercices cliniques. Je veux parler seulement de la manière de vous inculquer les résultats de ce travail quotidien.

Et d'abord, sans vouloir critiquer le système d'enseignement consacré par les règlements, je ferai ressortir de nouveau la nécessité de faire marcher de front la pathologie et la clinique. Étudier l'une sans l'autre, c'est se consumer en labeurs impuissants et même dangereux, en raison des notions vagues et des idées fausses qui en résultent nécessairement. Eh quoi ! l'on insiste perpétuellement sur le danger d'étudier la chimie sans le secours des manipulations, l'anatomie ailleurs que sur le cadavre ; on proclame l'insuffisance des livres, des planches et même des pièces artificielles, et l'on aurait l'inconséquence de vous lancer dans le domaine de la pathologie en vous interdisant la fréquentation des hôpitaux ? Est-il donc plus facile et moins hasardeux d'imaginer un symptôme quelconque, tel que la fièvre, l'état typhoïde, le râle crépitant, le souffle tubaire, etc., que de se figurer mentalement l'aspect ou la direction d'un muscle, d'une artère ou d'un nerf ? Erreur, erreur fatale contre laquelle je m'inscris avec toute l'énergie de mes convictions. Si vous m'en croyez, vous ne prendrez pas connaissance d'un détail morbide dans un livre, sans chercher à le contrôler immédiatement par l'observation. Ainsi vous scellerez la notion théorique par le témoignage des sens, vous grefferez l'art sur la nature et vous ne risquerez pas de vous inculquer des préjugés, des illusions dont plus tard vous auriez beaucoup de peine à vous dépouiller. Sans doute, en approchant pour la première fois du malade, vierges à peu près de notions pathologiques, vous n'entreverrez les faits qu'à travers un nuage, et le langage même du professeur sera pour vous lettre close; mais graduellement le chaos se débrouillera, et bientôt le mot et la chose éclateront simultanément à vos yeux, avec la rectitude et la pureté qui résultent du contrôle mutuel du fait et de l'idée. Ce double enseignement marchera d'autant plus vite que vous vous serez plus exactement astreints à vérifier l'un par l'autre le livre et le malade, c'est-à-dire à chercher dans les hôpitaux le spécimen des maladies que vous aurez *lues*, et dans les auteurs la description méthodique des maladies que vous aurez *vues.*

C'est d'ailleurs le plus sûr moyen d'utiliser vos matinées. En effet, il est bien rare que le goût du travail l'emporte sur l'attrait du sommeil, tandis qu'obligés de secouer la paresse pour aller aux cliniques, vous emploierez utilement des heures matinales qui couraient grand risque d'être perdues.

En venant aux cliniques, astreignez-vous aux heures précises: indépendamment des faits précieux que vous pourriez perdre sans cela, l'exactitude, lorsqu'on a le courage de s'y plier, devient promptement un besoin; l'exactitude, qualité rare et précieuse, premier élément de l'ordre, d'où naissent la satisfaction personnelle, la paix domestique, la prospérité dans les affaires, l'estime et la confiance du monde. Car l'exactitude n'est pas seulement, comme on l'a dit, la politesse des grands; c'est, chez tous les hommes, l'expression du respect humain, de la décence, voire même de la probité. Car l'homme inexact vole en réalité le temps d'autrui et devient un fléau pour la société. Toujours affairé, ahuri, manquant de parole et d'égards à ses semblables, il se fait le plus grand tort à lui-même, car il manque rarement de subir le contre-coup des mécontentements qu'il a suscités.

C'est aux cliniques surtout qu'il est nécessaire de prendre des notes, car il s'agit des enseignements fugitifs de la nature. Rédiger un cours de clinique, c'est d'abord recueillir les *observations* complètes des malades les plus intéressants, sinon de tous. Ce relevé sera fait non-seulement sur la parole du maître, mais plus expressément encore d'après un examen complet fait par soi-même. Sans ce travail personnel et suivi, l'instruction clinique est un leurre. L'enseignement clinique est essentiellement, sinon tout entier, au lit même du malade. Manquer aux visites et n'assister qu'aux conférences, c'est prendre l'ombre pour le corps. Les développements oraux du professeur ne sont que le complément, l'élucidation des faits observés sur nature. Ils ne peuvent profiter à l'élève qu'autant que celui-ci a vu, exploré les ma'ades par lui-même, et les dissertations *ex cathedrâ* n'ont d'utilité qu'à titre de commentaires annexés aux faits recueillis *de visu*.

L'élève clinicien doit d'abord se montrer attentif aux remarques du maître, puis constater directement les phénomènes que celui-ci a signalés. Il doit le faire avec indépendance et sans obséquiosité, c'est-à-dire qu'après examen il doit déclarer franchement s'il perçoit ou ne perçoit pas les symptômes indiqués. Il doit ingénûment faire part au professeur de son impuissance, de ses doutes et même de ses propres découvertes. Car il faut bien se figurer qu'un enseignement clinique où règne l'harmonie est une véritable école mutuelle où chacun doit apporter son tribut d'attention et de sagacité. Le maître, préoccupé de l'ensemble de ses nombreux malades, du soin de recueillir et de formuler ses observations et ses pensées, souvent aussi pressé par le temps qui menace de lui manquer, passe rapidement près de certains malades, abrège certaines investigations et laisse parfois échapper des détails plus ou moins intéressants. C'est alors pour l'élève attentif, plus maître de son temps et plus libre d'esprit, un devoir de faire part au professeur de ce qu'il a pu découvrir, et cela dans l'intérêt de tous, du malade comme de l'auditoire. Dût cette communication porter à faux, elle peut devenir l'occasion de remarques et de développements utiles de la part du professeur, car l'erreur quelquefois sert plus à l'instruction que la vérité même, en frappant l'attention et nous mettant en garde contre les causes de déception.

J'ai dit plus haut que les *observations* cliniques, au lieu d'être consignées sur un registre, doivent plutôt être recueillies sur des feuilles volantes, puis colligées par ordre de matières, dans des enveloppes séparées, et déposées dans un carton, afin de pouvoir être ultérieurement retrouvées avec facilité, détachées, groupées diversement pour les besoins actuels : soit pour servir

à la confection d'une thèse, soit dans tout autre but. Vous pour-
rez provisoirement les classer dans l'ordre de nos comptes-rendus
de clinique, c'est-à-dire par appareils. Ces recueils d'observations sont de précieuses archives que vous retrouverez plus tard
avec bonheur, ne fût-ce que pour éclairer votre pratique. Édi-
fiés sans intention préconçue, ces recueils sont, dans mainte circonstance, devenus l'origine et la base d'une brillante et solide
renommée, en fournissant la matière de glorieux travaux.

Parmi les élèves des cliniques, il en est qui se trouvent offi-
ciellement attachés au service des salles, sous le titre de *stagiaires*. Les jeunes gens considèrent le plus souvent ces fonctions comme une corvée plutôt que comme un élément d'instruction. Ils n'envisagent que le temps et les dégoûts qu'il leur en
coûte, et ne comptent pour rien l'habitude et la dextérité qu'ils
y peuvent acquérir.

Combien de jeunes médecins sortant des écoles qui ne savent
pas même confectionner un cataplasme, rouler une bande, appliquer des sangsues et panser un vésicatoire, à la honte du diplôme
et à leur propre confusion, lorsqu'ils sont mis en demeure de
révéler leur ignorance des moindres détails et leur maladresse
dans l'exécution.

Le devoir des stagiaires est de prêter attention aux prescriptions du médecin, afin de ne pas commettre de ces grosses er-
reurs dont l'humanité peut être victime, et de ne pas appliquer,
comme on dit, l'emplâtre à côté du mal. Ils doivent rigoureusement procéder eux-mêmes à l'exécution des ordonnances, et
ne pas se rejeter sur la sœur ou sur l'infirmier; car l'élève est
responsable devant sa conscience d'abord, puis devant ses chefs
de service. Il devra donc faire lui-même les pansements et les
petites opérations qui lui sont confiées, en se conformant à toutes
les règles de l'art. Il le doit d'abord pour s'habituer à bien faire,
puis pour pouvoir répondre sciemment aux questions que le médecin peut lui adresser sur les détails de son service. C'est aux stagiaires qu'il appartient plus spécialement d'aider le professeur
dans ses investigations et dans ses opérations; à eux il appartient de mettre la main aux autopsies, conjointement avec le chef
de clinique, etc.

Au stagiaire incombe la mission pénible, délicate et importante de tenir les cahiers de visite. Je dis mission pénible, car
elle exige une attention sérieuse, incessante, afin de ne rien

laisser échapper des moindres prescriptions formulées par le médecin.

Je dis mission délicate, car elle exige certaines qualités d'esprit et beaucoup d'habitude. Netteté de conception, rapidité de rédaction, scrupuleuse exactitude, sont autant de facultés indispensables, car l'intelligence et la plume doivent rivaliser de prestesse avec la parole du médecin. Pour cela faire il existe un système d'abréviation que dictent le tact et l'habitude, système qui consiste à supprimer les phrases, les mots, les syllabes parasites, et à se borner à des fragments de mots, à des lettres, à des chiffres et autres signes que le médecin puisse facilement interpréter. On ne transcrit d'ailleurs que les prescriptions nouvelles, mais toujours de manière à ce que le chef ait sous les yeux le traitement complet, nettement exprimé.

Je dis enfin que cette mission est importante, car le cahier de visite est le guide pour l'administration des remèdes et des aliments, de sorte qu'une formule erronnée peut entraîner de grands malheurs; et de plus, le cahier dirige le médecin au lit du malade et sert au professeur de *memento* pour la trame de ses leçons.

Aussi la tenue des cahiers de visite fait-elle l'éloge ou la critique des élèves qui en sont chargés. Pas n'est besoin de dire combien cette occupation fortifie l'instruction, soit en fixant l'attention sur les actes et les paroles du médecin, soit en initiant l'élève à l'art de formuler.

La tenue des cahiers de visite est un solide noviciat et un prélude essentiel aux fonctions d'*aide* ou mieux de *chef de clinique*. L'aide ou le chef de clinique est plus que le bras droit du professeur, il en est le représentant, l'*alter ego* en ce qui concerne le service des malades, auquel il doit être rompu. Il lui faut nécessairement s'identifier à l'esprit et aux pratiques du maître. Aussi, dans les autres facultés, est-ce un docteur en médecine choisi par le professeur qui remplit ces fonctions durant plusieurs années. Il semble, en effet, que toutes ces conditions soient indispensables au bien des malades et au lustre de l'enseignement. Il est fâcheux que les besoins de l'instruction de nos élèves ne leur permette qu'un rapide passage dans chacune des cliniques, car on conçoit que l'habitude est nécessaire au parfait accomplissement d'un pareil mandat. Lorsque le professeur trouve à chaque trimestre une nouvelle éducation à faire, un nouveau suppléant à former, le service médical et même l'enseignement doivent nécessairement en souffrir. Mais acceptons ce qui est et voyons ce qu'il faut faire.

L'aide de clinique doit précéder le professeur à la visite du matin, pour prendre connaissance des événements survenus depuis la veille, et les faire connaître à son chef qui prendra ses dispositions en conséquence; car, s'il y a plusieurs malades nouveaux, le temps exigé par ceux-ci abrégera d'autant les instants que le médecin eût consacré aux autres malades; s'il y a des décès ou d'autres graves événements, le professeur doit les connaître à l'avance, pour se recueillir avant de s'expliquer sur ces accidents.

L'obligation, sinon la plus importante, au moins la plus laborieuse du chef de clinique est de rédiger les feuilles d'*observations*. Ces feuilles sont le produit net de l'œuvre clinique. Elles constituent le guide du médecin en lui rappelant l'histoire de la maladie, et servent de base à l'enseignement oral. Elles forment la matière essentielle des résumés semestriels que nous sommes dans l'usage de vous présenter au terme de chacun de nos exercices; enfin, elles sont le *substratum* scientifique de nos actes journaliers, les fidèles archives de nos travaux, la source précieuse où nous puisons les éléments des publications destinées à propager les enseignements de notre école et à faire progresser la science, autant qu'il est en nous.

La tenue des feuilles d'observations exige de la part du chef de clinique une attention, une sollicitude incessantes. Durant les visites et les conférences, la plume du chef de clinique doit être, en quelque sorte, appendue aux lèvres du professeur, pour saisir au passage tout ce qui en émane relativement au diagnostic et au traitement des maladies, aux aperçus particuliers ou généraux, théoriques ou pratiques, relevant des faits observés. Tous ces détails doivent être consignés sur la feuille d'observation, séance tenante. C'est une pratique vicieuse que de recueillir des notes à part durant la visite et la leçon, soi-disant pour les transcrire après coup sur la feuille du malade. Cette pratique est vicieuse d'abord, parce que, durant la visite, l'aide doit avoir sous les yeux l'observation tout entière, pour en suivre la filiation et n'y consigner que les détails utiles, et afin de pouvoir répondre immédiatement au médecin sur les antécédents du malade. Cette pratique est vicieuse encore, parce qu'il arrive presque toujours que l'élève n'a pas le courage de ses intentions et qu'il néglige de tenir les feuilles au courant; d'où résulte une désorganisation déplorable et la perte des faits les plus précieux, puis, finalement, l'impossibilité de fournir un résumé fidèle et complet des observations à la fin de l'exercice. Deux fois nous avons été victime de cette coupable négligence qui constitue un triple attentat à l'humanité, à l'enseignement et à la science. L'aide de clinique est donc responsable devant vous, comme devant nous, comme devant sa conscience, de la manière dont il remplit ses devoirs. Il est vrai qu'ainsi recueillies jour par jour, les observations offrent un ensemble assez informe; mais l'essentiel est que tous les détails importants s'y trouvent consignés; la mise au net n'est plus qu'une affaire de rédaction qui regarde celui dont l'intention serait d'utiliser ces matériaux.

L'aide de clinique est la cheville ouvrière du service : il remplace le professeur absent; il le seconde pendant son office; souvent il l'éclaire en lui communiquant le résultat de ses propres investigations. L'aide est spécialement chargé de la contre-visite du soir. C'est alors qu'il s'assure de l'exécution des prescriptions du matin, qu'il revoit les malades gravement affectés et qu'il examine les malades entrants dont il consigne les antécédents sur la feuille d'observation. Livré à lui-même, il porte son diagnostic et formule son traitement, en attendant le lendemain. Vous comprenez ainsi combien il importe que l'aide soit pénétré des doctrines et de la pratique du médecin dont il lui faut, en quelque sorte, préjuger les idées et les actes. Il doit, néanmoins, conserver son libre arbitre, car il répond, pour le moment, de ses propres déterminations. Heureux lorsque ses principes personnels sont l'expression même de ceux du maître; car autrement il en résulterait des collisions dont l'effet serait de détruire l'harmonie et de porter atteinte à la dignité médicale non moins qu'à l'autorité professorale. Bien que le hasard préside seul au choix de nos aides de clinique, je déclare avec bonheur qu'entre eux et nous jamais n'ont surgi de graves dissentiments; précieux accord qui résulte, probablement, d'une respectueuse condescendance, d'une part, et d'une paternelle bienveillance, de l'autre.

Une des principales attributions de l'aide de clinique est l'exécution des autopsies, sous les yeux et la direction du médecin. Exercice rebutant, mais d'une immense utilité, occasion précieuse, irréparable de s'initier aux ravages matériels de la mala-

die. Indépendamment du scalpel, il arrive assez souvent aujour-
d'hui que le microscope et les réactifs réclament leur interven-
tion dans ces mystérieuses investigations nécrologiques Il va sans
dire que les autopsies forment le complément indispensable des
études cliniques, et que tous les habitués du cours sont tenus
rigoureusement d'y assister. N'épargnez donc ni le temps ni la
peine que réclame l'amphithéâtre, car il vous arrivera de regretter
toute la vie d'avoir négligé ce côté positif de la science, alors
que, rendus à vous-mêmes, l'occasion vous sera refusée d'inter-
roger les dépouilles mortelles, et de chercher dans les révélations
du cadavre un appui pour vos convictions, un refuge pour votre
conscience.

Vous comprenez que de pareilles exercitations doivent prodi-
gieusement fortifier ceux qui s'y livrent avec ardeur et constance.
Aussi le disons-nous avec orgueil, les élèves qui de tous temps
ont rempli ces laborieuses fonctions dans les cliniques de la faculté, sont presque tous devenus des praticiens très-distingués
et même des savants renommés.

J'ai fini de vous suivre dans vos diverses conditions d'auditeur,
de spectateur et d'acteur; le jour touche à sa fin, nous avons vu
se fermer les portes de la faculté. Vous rentrez légèrement éblouis
des objets nombreux et variés qui ont frappé votre esprit et vos
sens, mais confiants dans les commémoratifs consignés dans vos
carnets fidèles. Après quelques instants accordés au repos, la
veillée commence, et c'est alors qu'il s'agit, si vous n'avez pu
le faire dans la journée, de résumer avec soin et méthode les
produits un peu confus de la moisson du jour. Vos cahiers de leçons, vos registres alphabétiques s'ouvrent pour la mise au net
des annotations scolastiques.

Ce devoir accompli, à peine vous reste-t-il quelques instants
à donner à vos livres classiques. Mais, quelque intérêt que vous
preniez à ces lectures, la matière est bien sérieuse, la forme en
est bien grave, bien monotone, et l'heure du repos est trop voi-
sine pour que vous ne sentiez pas vos paupières s'appesantir et
le livre glisser de vos mains, si vous n'usez de quelque expé-
dient pour vous tenir éveillés. Je vais vous indiquer un moyen
plus simple et moins gênant que la boule tenue au-dessus du
vase de métal, dont usait certain philosophe de l'antiquité : c'est
tout simplement de lire la plume à la main, c'est-à-dire de consigner par écrit les passages qui frapperont votre attention et

que vous voudrez fixer dans votre mémoire. Ici deux procédés viennent s'offrir : le premier, c'est de marquer d'un signe en marge les détails que vous transcrirez, après votre lecture achevée ; le second, et le plus sûr, c'est de transporter immédiatement, à mesure que vous les rencontrez, ces mêmes extraits sur le registre alphabétique.

Si vous vous voulez faire largement les choses, vous aurez autant de registres que de matières principales : un pour la pathologie interne, un autre pour la chirurgie, un troisième pour les accouchements, etc.

Il est un procédé mnémonique trop fructueux, trop utile dans une foule de cas, pour ne pas vous le recommander tout particulièrement : c'est celui des tableaux synoptiques dressés par vous-mêmes. Ce procédé se prête à tous les genres de travaux, lorsqu'il est manié par un esprit industrieux. Il s'agit de faire entrer dans un carré de papier et dans un ordre rationnel, avec divisions et accolades, les détails principaux d'une question quelconque. Il suffit ensuite d'un simple coup d'œil jeté sur cette note pour vous remémorer les éléments essentiels du plus vaste sujet. Ce travail synthétique est un excellent moyen de vous inculquer cet esprit de méthode sur la nécessité duquel on ne saurait trop insister. Vos maîtres vous donnent fréquemment l'exemple de ce procédé dans leurs leçons et dans leurs livres. Permettez-moi de vous rappeller, notamment, les quelques *tableaux* insérés dans mon *Précis des maladies du cœur*. Ces résumés synoptiques des divers objets de vos études sont particulièrement d'un grand secours pour la préparation aux examens et aux concours de toute espèce. Ayant acquis tous mes degrés dans ces luttes laborieuses, je puis mettre en avant ma vieille expérience. On peut ainsi facilement loger dans un petit cahier toute la matière d'un concours, travailler en se promenant, et dire comme Bias, *omnia mecum porto*. En s'y prenant un peu de longue main, il arrive un moment où l'on se trouve armé de manière à pouvoir engager immédiatement une lutte quelconque.

Ceci me conduit naturellement à vous dire quelques mots de la théorie des examens et des concours. Or, tout ce qui précède abrège singulièrement ma tâche, car nous venons d'apprendre à travailler, et le secret du triomphe dans l'arène scientifique se formule en deux mots : *travail méthodique*.

Vous vous rappelez cet agriculteur romain que la fécondité de son champ fit accuser de sortilége : il n'eut, pour confondre ses ennemis et gagner son procès, qu'à produire ses bras musculeux et ses instruments aratoires. Tel est aussi le sortilége de ceux de vos condisciples que vous voyez briller dans les actes académiques. Ils portent sur leur bannière : *labor improbus et ingeniosus*. Qu'il s'agisse d'une épreuve à passer, d'un concours à soutenir, d'une thèse à composer, leurs instruments sont là : registres, recueils d'observations, tableaux synoptiques, etc., trésor ineffable qu'il suffit d'exhumer à l'instant voulu.

J'arrive au terme de ma mercuriale, et jusqu'ici, trop rigide mentor, je n'ai parlé que de travaux incessants, uniquement dirigés vers le but scientifique, sans aucune mention d'agréables loisirs et de ces distractions physiques et morales si nécessaires à votre âge. C'est que vos instincts parlent généralement assez haut dans ce dernier sens, pour n'avoir pas besoin d'être encouragés, et nous avons demandé beaucoup dans l'espérance d'obtenir au moins quelque chose. Néanmoins, à ceux de vous qui ont le goût des loisirs de l'esprit, je veux bien faire une concession, comme délassement et récompense des labeurs de la journée ; mais c'est à condition que vous me garderez le secret, car il s'agit d'une de ces infractions à la gravité médicale que le public ne pardonne pas. A peine même si j'ose me hasarder, tant j'ai peur de vous ouvrir une voie fatale : ce délit est celui de littérature. Vainement vous aurez consumé toute votre jeunesse pour arriver à comprendre la langue, à sentir le génie d'Homère et de Virgile, l'opinion vous ordonne de les oublier et de rompre avec eux, aussi bien qu'avec les coryphées des littératures modernes. Malheur au médecin qui révèle dans un langage éloquent la finesse et la culture de l'esprit ; c'est un homme léger et futile, dénué de science et de profondeur. Il n'y a de succès dans le monde que pour le praticien à l'esprit lourd, inculte, au verbe froid, incolore et soporifique. Celui-ci est l'homme profond, absorbé, dit-on, dans la gravité de ses pensées...Consacrez donc, mais en secret, à l'ornement de votre esprit, les instants que tant d'autres perdent journellement en dissipations et en intrigues. On raconte qu'un orateur de mœurs suspectes reprochait un jour à Démosthènes que ses discours sentaient l'huile. « Sans doute, répondit celui-ci, mais il y a quelque différence entre ce que toi et moi faisons à la lumière de la lampe. » Et croyez bien que ces exercices littéraires ne seront pas entièrement perdus ; car, indépendamment des jouissances intellectuelles, vous en recueillerez les fruits positifs, alors qu'il s'agira d'exposer vos pensées *ore aut calamo*. Ainsi, vous n'aurez point à rougir de votre insuffisance lorsque viendra le jour, soit de rédiger une composition dans un concours, soit de subir cette malencontreuse épreuve latine du cinquième examen où viennent si piteusement se trahir tant d'éducations manquées; soit enfin de réaliser l'œuvre imprimée qui doit couronner votre noviciat, tâche impossible à tant de néophytes réduits à la honteuse nécessité d'emprunter frauduleusement une plume étrangère.

Voilà, j'en fais l'aveu, des pensées bien banales, des exhortations bien vulgaires ; mais la plupart de vous conviendront, à leur tour, que ces pensées ont rarement préoccupé leur esprit, et que ces exhortations ont toujours glissé sur leur conscience. C'est que la voix de la sagesse est facilement dominée par celle des instincts et des passions tumultueuses, naturelles à votre âge. Chacun de vous aurait besoin d'avoir toujours à ses côtés un génie bienveillant et sévère qui le détournât du sentier du mal et le dirigeât incessamment vers celui du bien. C'est ce rôle qu'aujourd'hui j'ai voulu remplir auprès de vous. Si ce n'est pas le moyen de vous plaire, c'est au moins celui de vous servir et d'acquitter religieusement la dette que m'impose l'honneur de guider vos pas chancelants dans la carrière de la science et du devoir.